Td 122
149

AF336894

OBSERVATION

POUR SERVIR A L'HISTOIRE

DES POLYPES DU VAGIN

PAR

M. A. BOUCHACOURT

Professeur à l'Ecole de médecine.

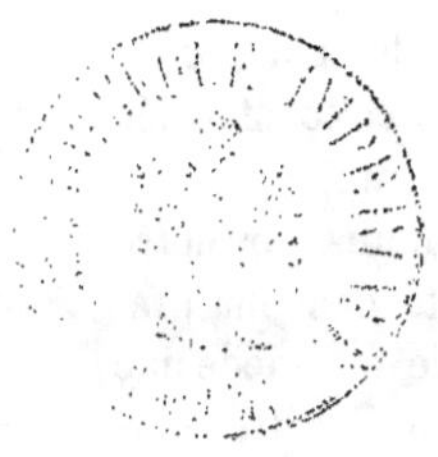

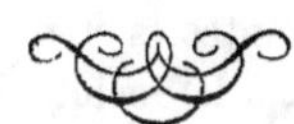

LYON

IMPRIMERIE D'AIMÉ VINGTRINIER

RUE DE LA BELLE-CORDIÈRE, 14

—

1864

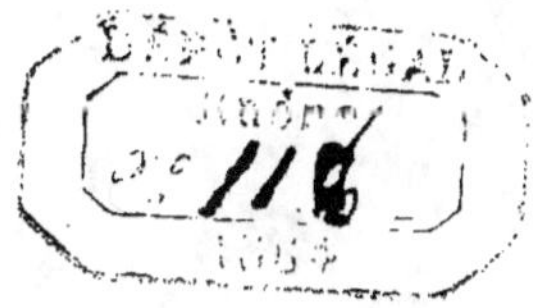

OBSERVATION

POUR SERVIR A L'HISTOIRE DES POLYPES DU VAGIN.

———

Depuis le mémoire de M. Letenneur sur les polypes du vagin (1), il n'a pas été publié d'observation circonstanciée qui pût jeter sur cette maladie de nouvelles lumières.

Un cas à peu près analogue à ceux recueillis par notre savant confrère de Nantes, s'étant présenté dans ma pratique, j'en ai fait part à la Société impériale de médecine de Lyon ; l'intérêt qu'elle a bien voulu prendre à cette communication m'engage à la publier aujourd'hui, m'en tenant, pour tous corollaires de mon observation, à quelques considérations cliniques sur le mode de formation, la structure et la thérapeutique chirurgicale de cette production infiniment plus rare dans les parois vaginales que dans le tissu de l'utérus, et par cette seule raison déjà moins bien connue.

Dans un autre travail, mettant à contribution les observations recueillies par M. Letenneur et d'autres recherches que j'ai pu faire moi-même, je donnerai à mon étude une portée plus générale, et j'en profiterai pour tracer, s'il est possible, l'histoire complète de cette affection.

(1) Nantes, 1859.

Polype vaginal de nature fibreuse, constitué au début par une tumeur mal caractérisée, simulant un kyste. — Plus tard, isolement et progression de la tumeur. — Formation d'un pédicule. — Excision combinée avec l'énucléation. — Suites très-simples. — Guérison.

Observation. — Mme X... est âgée de 38 ans, de santé ordinaire et d'un tempérament nerveux. Elle n'a pas fait de maladie dans son enfance. Menstruée dans sa 15e année, elle le fut régulièrement pendant quatre jours jusqu'à 25 ans, époque de son mariage. Dès lors, les règles se sont prolongées pendant six jours. Depuis deux ans, elles n'en durent plus que trois.

En treize ans de mariage, elle a eu trois grossesses toutes heureuses, suivies d'accouchements naturels, et deux fausses couches. Elle n'a nourri que son premier enfant pendant deux mois. Dans l'intervalle de quatorze mois qui a séparé ses deux dernières grossesses, Mme X... s'est blessée deux fois. C'est à ces deux fausses couches, antérieures à son dernier accouchement, lequel date de neuf ans, qu'elle rapporte l'apparition de coliques sourdes se manifestant matin et soir dans le bas-ventre et les *reins*. Elles semblaient dépendre, tantôt d'un état intestinal, tantôt d'une souffrance utérine, et s'accompagnaient toujours de borborygmes et de contractions péristaltiques, quelquefois perceptibles à la main. L'emploi des grands bains tièdes simples et alcalins, l'usage des narcotiques en frictions et des purgations avec l'aloès échouèrent contre cet état qui se compliquait d'une constipation opiniâtre.

Une fois son médecin crut reconnaître la présence d'un tœnia et prescrivit le kousso, mais sans succès.

Cet état cessa spontanément pendant la dernière grossesse et reparut après.

Quelques années plus tard, Mme X... se plaignait de maux de reins et de pertes blanches, et l'utérus étant devenu sensible, soit à la palpation hypogastrique, soit au toucher, le médecin ordinaire eut recours aux cautérisations du col vaginal, qui présentait des ulcérations superficielles avec quelques granulations rosées pénétrant dans l'orifice. C'était au mois d'avril 1861. Il s'aperçut un jour, en plaçant le spéculum, de la présence d'une petite tumeur située en haut du vagin et dont la base d'implantation, suivant l'observateur, était à cheval sur la paroi inférieure du canal de l'urètre. Elle était grosse comme une très-petite châtaigne, indolente, sans pédicule et de consistance comme charnue.

C'est le mois suivant que Mme X... me fut adressée par l'un de ses proches parents, médecin distingué du Midi. Il réclamait mon avis sur la nature de cette tumeur et sur le traitement à opposer aux coliques et aux douleurs lombaires, et me signalait en même temps une autre *grosseur* du volume d'une noisette, survenue depuis quelque temps à la partie antérieure de l'articulation radio-carpienne gauche, près de la tête du métacarpien du pouce. Elle était également indolente, dure et semblait adhérer au périoste. A première vue, elle me parut offrir les caractères extérieurs des tumeurs fibroplastiques. Quant à celle du vagin, son peu de développement m'empêcha de décider si j'avais affaire à un kyste à parois épaisses ou à quelque production du même genre que celle du poignet. Ce fut, du reste, contre ces manifestations, aussi bien que pour combattre l'état général que je conseillai une saison hydrothérapique avant une opération qui me semblait déjà inévitable. On devait en outre faire quelques frictions avec la pommade iodurée sur la région métacarpienne.

Conformément à cet avis, Mme X... resta sept semaines à l'établissement de Longchêne, sous la direction de M. Gillebert-Dhercourt; un traitement régulier fit disparaître les souffrances abdominales. Le système nerveux, depuis longtemps surexcité, en éprouva également une heureuse influence. L'opération fut néanmoins renvoyée, à cause d'une éruption de furoncles mêlée d'impétigo, très-abondante, qui parut à la fin du traitement, ce qui n'empêcha pas la malade de continuer pendant plusieurs mois, sauf quelques interruptions, l'application de la ceinture et du drap mouillé. Pendant ce temps, la petite tumeur du poignet avait *complètement disparu*, celle du vagin faisait des progrès et semblait se pédiculiser. Au mois de juillet 1862, elle atteignait le volume d'un très-gros marron et commençait à franchir l'anneau vulvaire à chaque effort de défécation ou de miction.

A la fin du mois d'août, je revis Mme X... et je me confirmai de plus en plus dans l'opinion d'une tumeur solide et la nécessité de son extirpation ; j'en fixai l'époque à la fin d'octobre. Les règles qui survinrent à ce moment la firent renvoyer encore au mois de novembre.

Deux jours après ma visite, la tumeur franchissait l'anneau vulvaire pour ne plus rentrer et il survenait une éruption furonculeuse générale, avec suintement vaginal de nature séro-muqueuse excessivement abondant. Le besoin d'uriner devint plus fréquent, la marche plus difficile. En deux mois, la tumeur doubla de volume, elle atteignit celui d'un œuf de poule et acheva de se pédiculiser.

Son influence sur l'état général a toujours été à peu près nulle ; mais depuis quelque temps la malade souffrait beaucoup en marchant, pour uriner et dans toute espèce d'efforts. La menstruation, habituellement copieuse, n'a été modifiée, ni pour sa quantité, ni sous le rapport de sa durée. Les fonctions digestives sont restées bonnes.

Le 9 novembre, Mme X... arrivait à Lyon et s'installait dans la maison de santé des Dames de Sainte-Marthe ; le 15, je procédai à son opération, assisté de mon collègue et ami M. Barrier, dont la famille et moi avions réclamé la coopération, de M. Ferrand et de mon aide habituel, M. le docteur Tallon. La malade à jeun, à demi-couchée sur le bord d'un lit, est soumise aux inhalations d'éther pendant douze à quinze minutes environ ; une fois endormie, on l'attire sur le bord du lit, les jambes relevées et maintenues par des aides dans la position qu'on prend pour l'application du forceps.

Dès que les genoux sont écartés, on aperçoit à la vulve une tumeur grosse comme un œuf et d'un blanc rosé, recouverte partout d'une muqueuse amincie, excepté au point où commence le pédicule, qui mesure plus du tiers du volume total. A ce point, on trouve une sorte de recouvrement muqueux doublé de tissu conjonctif ; il est probable qu'à ce niveau la muqueuse entière a été entraînée par le poids de la tumeur et a formé une sorte de ligament suspenseur. La différence entre la tumeur et son pédicule est encore caractérisée par la teinte de leurs enveloppes. L'une est pâle et décolorée, rouge et excoriée dans quelques points ; l'autre a l'aspect vasculaire et tomenteux du tissu normal.

La ligne de démarcation qui existait entre elles, fut précisément celle où je traçai mon incision. Armé d'un bistouri à manche fixe, je la fis en deux sections, l'une demi-circulaire postérieure, l'autre demi-circulaire antérieure, toutes deux concentriques se réunissant comme dans l'amputation d'un membre. Pendant qu'on relevait la muqueuse, je disséquai la tumeur dans les tissus sous-jacents, tantôt avec des ciseaux courbes, tantôt avec les doigts. En trois ou quatre minutes, elle était énuclée sans laisser à la fin aucune connexion qu'il fût nécessaire d'inciser. Pendant toute l'opération, une sonde, préalablement introduite dans le canal de l'urètre, y fut maintenue pour le protéger en le relevant contre le pubis. La muqueuse revint sur elle-même et forme une sorte de capuchon triangulaire à la paroi inférieure du canal. On place une ligature sur une artériole et on laisse un petit tampon imbibé de perchlorure de fer étendu d'eau dans la plaie. La malade est remise dans son lit.

Elle est prise de vomissements et de quelques spasmes nerveux qui durent toute la journée.

Je prescris une potion calmante.

Le pouls est à 84, petit. Infusion de tilleul et feuilles d'oranger. Un peu de bouillon.

16 novembre. La nuit est agitée, il y a de la cuisson à la vulve ; léger suintement sanguin ; le pouls reste à 84, il s'est relevé.

17 novembre. Même état que la veille ; la malade prend un peu de potage et de poulet.

18 novembre. Elle a peu dormi. Le pouls est à 68. Il n'y a plus d'agitation. Ventre souple, sans douleur. Appétit bon. Depuis le matin, la malade se plaint d'un petit engorgement ganglionnaire dans l'aine droite, avec une sorte d'induration le long du trajet du ligament rond. Cet accident, qui reparaît chaque fois qu'elle est prise de fièvre, remonte à une époque où elle reçut un coup de pied dans le pli de l'aine, il y a quelques années. Cataplasme de farine de lin arrosé de baume tranquille. Lotion de guimauve et pavot.

19 novembre. Je cautérise avec la pierre infernale le fond de la plaie laissée par la tumeur. L'engorgement persiste encore à la cuisse. Lotions émollientes. Cataplasmes. La ligature tombe après quelques tractions.

20 et 21 novembre. Rien de nouveau. Léger écoulement muco-purulent. La malade a pris chaque jour un lavement qui a produit une selle presque normale. Elle garde le repos, soit au lit, soit dans un fauteuil et n'éprouve ni douleur, ni gonflement, et surtout pas de gêne pour uriner.

Le 24 novembre, Mme X... quitte Lyon. Voici le résultat de mon dernier examen : Le petit capuchon muqueux s'est considérablement réduit. A un centimètre environ de l'orifice vulvaire, on sent une petite solution de continuité dirigée d'avant en arrière constituée par le rapprochement des deux bords de la plaie et présentant un contour assez net. Le stylet, en s'y engageant de 7 à 8 millimètres, provoque une légère douleur. J'introduis le crayon de nitrate d'argent dans ce pertuis, et prescris de réitérer la même cautérisation dans quatre à cinq jours s'il n'était pas fermé. Le col utérin que j'examinai me parut en bon état, sauf une rougeur avec granulations occupant la lèvre antérieure et pénétrant dans son orifice. Malgré cet heureux et prompt résultat, je permets avec peine à la malade de retourner aussitôt dans sa famille, mais il est impossible de la retenir plus longtemps.

La tumeur enlevée a été confiée à M. le docteur Perroud, qui, après l'avoir examinée au microscope, a eu l'obligeance de me remettre la note suivante :

Coupe rosée homogène, fibroïde, pas de sucs véritables (c'est-à-dire complètement miscibles à l'eau), ni à la pression, ni au grattage. — Consistance mollasse avec friabilité.

Un petit lambeau, arraché au moyen de fines pinces dans le milieu de la tumeur, a une consistance et un aspect fibroïde, et présente au microscope :

1° Quelques faisceaux onduleux de fibres de tissu conjonctif;

2° Quelques fibres de tissu élastique ;

3° De nombreux corpuscules fusiformes, dits de tissu fibroplastique ;

4° Une abondante matière amorphe réunissant ces divers éléments ;

5° En quelques points, de rares fibres musculaires lisses.

En résumé : tumeur de nature conjonctive dont la structure rappelle celle du derme muqueux.

Le poids de ce produit morbide est de 75 grammes; sa

longueur atteint 8 centimètres environ ; sa largeur 5 au moins.

Réflexions. — A un premier examen, cette tumeur, lorsqu'elle était encore renfermée dans le vagin et peu saillante à la paroi antérieure, m'avait donné plutôt l'idée d'un kyste à enveloppes épaisses que celle d'une tumeur solide. Je renvoyai cependant à un nouvel examen un diagnostic plus précis que j'aurais éclairé par une ponction exploratrice. La mobilité et la souplesse des parois vaginales, surtout en avant où l'on rencontre une élasticité plus prononcée, en permettant aux tumeurs qui s'y développent de céder plus facilement sous une pression modérée, laissent certainement du doute dans l'esprit sur l'existence des tumeurs fibreuses ou fibroïdes, déjà élastiques par elles-mêmes. Cependant, lorsque je revis la malade au mois de septembre 1861, la tumeur faisait à la vulve une saillie plus prononcée, sa consistance me parut plus dure et son volume notablement augmenté.

Constatant alors une tendance prononcée à la formation d'un pédicule, j'engageai la malade à attendre et j'ajournai soit un nouvel examen, soit, et plus encore, toute tentative d'opération, à la fin d'octobre ou au commencement de novembre ; c'est ce qui a été suivi ponctuellement.

M. Barrier, dont je réclamai l'avis, inclina aussi vers l'opinion d'une tumeur solide. Je lui fis part de mon projet d'opération, auquel il adhéra pleinement C'était une véritable amputation circulaire, avec dissection de la muqueuse relevée comme une manchette, en prenant pour limites de la portion à conserver les limites de la muqueuse saine et de la muqueuse malade, ce que la vue seule permettait d'apprécier facilement.

Vu la proximité des rapports du pédicule de la tumeur avec le canal de l'urètre qui était légèrement dévié à son orifice externe, le cathétérisme fut pratiqué avec soin, et

la sonde maintenue dans le canal de l'urètre pendant toute
la durée de l'opération, avec le soin de relever le pavillon
aussi fortement que possible.

La facilité d'énucléation, qui nous surprit, était toute na-
turelle ; par cela même que la tumeur avait aisément pro-
gressé sous la muqueuse et dans le vagin, elle devait en
être détachée facilement une fois que son enveloppe aurait
été incisée. Je ne sais si je me fais illusion, mais je crois que
ce procédé, qui m'a été suggéré après une inspection at-
tentive de la tumeur par le souvenir de l'opération d'Amus-
sat pour l'ablation des tumeurs fibreuses interstitielles de
l'utérus, est tout à fait nouveau. Je me demande si on ne
pourrait pas l'appliquer à d'autres polypes, non-seulement
à ceux du vagin, mais encore à ceux de l'utérus. Ce procédé a ici l'avantage particulier de ménager soigneusement
la muqueuse et sa doublure dans un trajet de plus de 2 centimètres à la partie antérieure de la cloison urétro-vaginale. Tout ce qui était sain a été conservé avec la plus
stricte économie ; je n'ai sacrifié que ce qui devait être iné-
vitablement enlevé. Déjà, au moment du départ de la malade, le septième jour de l'opération, ce qui restait de l'enveloppe de la tumeur était notablement remonté, et les
bords de la plaie, considérablement rétrécie, étaient cachés
déjà assez loin non-seulement sous les petites lèvres, mais
sous la cloison urétro-vaginale.

Rien n'a été plus simple que les suites de l'opération, si
ce n'est le pansement lui-même, ce qui s'explique très-
bien par le retrait des tissus incisés et énucléés ; un peu de
suintement sanguin au début, puis une très-faible suppu-
ration ensuite, un très-léger gonflement, fort peu de douleur ; on n'a pas noté autre chose.

A supposer qu'il se fût agi d'un kyste au lieu d'une tumeur solide, le résultat eût été probablement le même ;
cependant je dois dire que nous avions cherché attentive-
ment à établir le diagnostic différentiel entre le kyste du

vagin, la cystocèle vaginale, le prolapsus, le rectocèle, et même le polype à implantation utérine. Nous étions arrivés, soit directement, soit par voie d'exclusion, à faire plus que soupçonner l'existence d'une tumeur fibreuse, en nous aidant du cathétérisme vésical, de l'emploi du spéculum, du toucher vaginal, de l'inspection directe, et si la tumeur eût eu son pédicule implanté vers la paroi postérieure du vagin, du toucher rectal soigneusement recommandé par Lisfranc dans des cas analogues.

Le col utérin était complètement indépendant du pédicule de la tumeur, qui était tout entière et seulement de production vaginale. Ce défaut de connexion avec l'utérus contredit l'assertion de Kiwisch, qui fait naître la plupart des corps fibreux vaginaux de la partie postérieure du corps utérin ; d'après lui, ils chassent et repoussent devant eux la portion correspondante du col qui finit par ne plus être, pour ainsi dire, appréciable à leur surface, et dès lors, à moins d'une étude très-attentive après l'opération, ou à l'autopsie, on peut considérer l'utérus comme tout à fait étranger à la production morbide. D'autres fois, d'après le même auteur, le corps fibreux gagne à travers le péritoine l'espace de Douglas (cul-de-sac postérieur) et déprime ainsi la cloison vaginale, de manière à former une tumeur qui non-seulement comprime les organes du bassin, mais peut gêner considérablement l'accouchement, quelquefois même le rendre impossible, à moins que la tumeur, refoulée au-dessus du détroit supérieur, ne laisse libres l'entrée et le trajet du canal pelvien.

L'étude histologique des productions fibreuses du vagin laissant beaucoup à désirer, leur structure n'étant guère indiquée, sauf quelques cas rares que, par analogie avec les tumeurs utérines, j'ai dû profiter de l'occasion qui m'était offerte pour recueillir, au sujet de ces tumeurs vaginales, quelques notions plus exactes ; j'ai indiqué à la fin de l'observation le résultat de l'examen fait par M. Perroud, dont

la complaisance égale le talent dans ce genre de recherches.

Il était curieux de comparer avec la structure normale du
vagin la composition de cette tumeur. Suivant Kolliker, la
tunique fibreuse du vagin, mince et de couleur blanchâtre,
est formée d'un tissu conjonctif lâche au dehors, plus serré
au dedans, mélangé de nombreuses fibres élastiques et de
réseaux veineux. Elle se confond insensiblement avec la
tunique moyenne, qui est un peu rougeâtre et qui, outre
le tissu conjonctif et de nombreuses veines, présente une
quantité assez notable de fibres musculaires lisses. Ces fibres, évidentes surtout pendant la grossesse, sont formées
de fibres cellules qui s'unissent en faisceaux longitudinaux
et transversaux dont l'ensemble constitue une véritable
membrane musculeuse.

Avec ces données, il est permis de conclure assez rigou-
reusement, je crois, que la tumeur que nous avons enlevée,
loin d'être de structure *hétéromorphe*, avait pour point de
départ et pour caractère essentiel *l'hypertrophie des tissus
normaux*. Cette étude est non-seulement intéressante sous
le rapport *anatomo-pathologique*, mais elle rassure évidem-
ment contre les chances d'une récidive.

Nous n'avons pu avoir de notions plus positives sur la
tumeur du poignet, qui a disparu facilement sous l'influence
d'un traitement simple; il est permis de supposer que
sa structure n'était pas semblable à celle de la tumeur du
vagin, que nous savions, par analogie avec ce qui se passe
pour l'utérus, ne pas se résoudre aussi facilement. Il s'agis-
sait peut-être de quelque épanchement synovial, d'une
production hématique ou plastique sans organisation fibreuse. Toutefois, si le doute seul est permis en face de
l'insuffisance motivée des moyens d'investigation qui n'ont
pu être employés, du moins était-il important de men-
tionner la co-existence de cette tumeur avec celle du vagin
qui, plus ancienne, a seule persisté et pris le développe-

ment et suivi la marche que nous avons indiquée.

Je ne dis rien de la diathèse furonculeuse, je la crois certainement déterminée, ou au moins influencée par la médication hydrothérapique. Récemment encore, on m'apprend qu'elle vient de se réveiller, en même temps qu'on m'annonce l'entière et parfaite cicatrisation de la plaie résultant de l'opération. Le col utérin est aujourd'hui dans le meilleur état.

Lyon.— Imp. d'A. Vingtrinier.

www.ingramcontent.com/pod-product-compliance
Lightning Source LLC
LaVergne TN
LVHW051035060726
842524LV00007B/2838